LE

PHÉNOMÉNALISME

DU COLLÉGE DE FRANCE

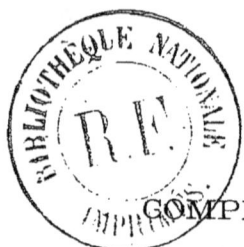

JUGÉ PAR LUI-MÊME

— ◦◈◦ —

COMPLÉMENT DU DISCOURS

SUR LA THÉOPHOBIE SCIENTIFIQUE ET MÉDICALE

Lu à la Société Nationale de Médecine de Marseille le 3 août 1872

PAR LE .Dr ÉVARISTE BERTULUS

PROFESSEUR DE PATHOLOGIE MÉDICALE A L'ÉCOLE DE MARSEILLE,
ANCIEN PROFESSEUR DE CLINIQUE INTERNE ET D'HYGIÈNE,
OFFICIER DE L'INSTRUCTION PUBLIQUE,
PRÉSIDENT DE LA SOCIÉTÉ DE MÉDECINE PENDANT L'ANNÉE 1870-1871,
CHEVALIER DE LA LÉGION D'HONNEUR, ETC.

Gloire à Dieu l'éternel auteur de toutes choses,
à lui seul revienne tout l'honneur de mes écrits!...
Georges-Ernest STAHL.
Traité du Mixte et du Vivant.

⊰⊹⊱

MARSEILLE

TYP. ET LITH. BARLATIER-FEISSAT PÈRE ET FILS,
Rue Venture, 19.

—

1872

LE

PHÉNOMÉNALISME

DU COLLÉGE DE FRANCE

JUGÈ PAR LUI-MÊME

Messieurs et chers Collègues,

A toutes les époques et chez tous les peuples la civilisation et l'art salutaire furent très étroitement liés dans leurs progrès comme dans leurs périls. Cela peut paraître étrange au vulgaire mais cela est.

Que voyons nous en effet à cette heure dans le milieu français?

D'une part, l'ancien ordre social, par lequel le génie humain s'éleva si haut dans les voies de l'intelligence et de la morale, rassemblant toutes ses forces vives pour sauver la civilisation des entreprises de l'ignorance et de la barbarie en proie au *délirium tremens* ; d'autre part, la médecine hippocratique universelle ou traditionnelle sonnant le boute-selle pour réagir (s'il en est temps encore) contre la fausse science, contre l'industrialisme médical qui, après avoir envahi Paris, s'apprêtent à passer en province, à s'emparer de ses écoles et de ses hôpitaux, avec leur attirail de microscopes, de sphygmographes, de réactifs chimiques et de formules mathématiques.

Tout est ébranlé, tout chancelle, tout commence à s'écrouler dans le monde social proprement dit comme dans celui de la médecine, et lorsqu'on recherche les causes de cette ataxie locomotrice, de cette paralysie agitante, préludes d'une mort prochaine, on ne trouve ni le spasme des vitalistes, ni la sclérose des déterministes, mais bien invariablement et dans les deux milieux à la fois : l'orgueil et l'esprit anarchique, conséquences fatales de l'athéisme et du matérialisme qui cherchent à s'imposer l'un et l'autre par la force.

Pauvre civilisation française, jadis le modèle des autres !...

Pauvre médecine traditionnelle fruit de vingt-deux siècles d'expériences, d'observations !... L'histoire dira à la postérité surprise quelles furent vos misères et vos épreuves pendant la dernière moitié du XIXme siècle et combien furent terribles les coups que vous porta la fausse science, aux applaudissements des béotiens et des fripons ; mais elle rendra justice, d'un autre côté, aux hommes de bonne volonté qui vous défendirent avec vigueur et à titre onéreux au nom de la morale éternelle et de la raison.

Non, Messieurs et chers Collègues, la civilisation française, si compromise à cette heure, ne périra pas !

Non, mille fois non ! L'art traditionnel ne tombera pas dans le gouffre puant de l'athéisme et du matérialisme, sur les bords duquel on l'a traîné, et dont les exhalaisons méphitiques oppriment déjà son principe vital.

Honneur à la Société nationale de médecine de Marseille qui est accourue la première pour l'assister à son agonie, honneur à tous ceux qui, dans leur sphère respective, se sont constitués, dans la mesure de leurs moyens, les défenseurs de l'ordre social. Puisse la réaction qu'ils ont suscitée produire l'effet de la traînée de poudre, celui du pétrole.....

Qu'il me soit permis (n'ayant pas qualité pour leur donner des éloges) de féliciter affectueusement mes savants amis, MM. les professeurs Villeneuve, Augustin Fabre, Seux fils ; MM. les docteurs Poucel, médecin des hôpitaux, et Rougier, de leurs actes de foi en faveur de la médecine universelle. Je ne peux malheureusement que les signaler ici, mais le jugement du public, moins intéressé que le mien, ne leur fera pas faute, comme moi ils ont passé le Rubicon contre le positivisme, le déterminisme, au risque de soulever bien des colères semi-officielles, on ne dira donc plus de moi comme jadis *vœ soli !*

Non, certes ! je ne suis plus seul Dieu merci ! car j'ai à mes côtés et devant moi de vaillants et solides athlètes, bien décidés à aller en avant, et qui, comme moi, n'ont pas d'autre ambition que celle de rendre service à la pauvre humanité et à la médecine universelle, n'espérant pas d'autre récompense en ce monde, que la satisfaction que procure toujours par la conscience le culte sacré de la vérité.

Ce n'est pas, en effet, uniquement dans la vieille Phocée des Gaules que la réaction contre l'athéisme se dessine, elle est aussi très manifeste à Paris même ; dès longtemps appelée par la *Revue médicale*, qui prêcha depuis sa fondation dans le désert, elle vient de se prononcer comme à l'envi dans plusieurs autres feuilles médicales importantes, parmi lesquelles je crois pouvoir me permettre de citer la *France médicale*, la *Revue thérapeutique médico-chirurgicale* et l'*Union médicale*, dont l'éminent rédacteur en chef faisait naguère, en ces termes, la leçon à la science moderne :

« Sois discrète et prévoyante dans tes conclusions, c'est l'ordre social qui est en cause. *Souviens-toi que c'est au cri de vive l'athéisme et le matérialisme qu'ont été commises les horreurs de la Commune.* Science moderne, tu es affolée d'expérimentation ; l'expérimentation des massacres et des incendies de mai 1871 n'est-elle pas suffisante ? »

Ces paroles, Messieurs et chers collègues, sont à la fois sages, profondes et énergiques, puissent-elles retentir au loin dans le corps médical car elles signalent à la fois le mal et le remède.

J'ai divisé le travail dont je vais vous donner lecture en trois parties principales :

Dans la première, j'ai jeté un rapide coup-d'œil sur le *positivisme médical*, dont personne, parmi ses sectateurs ou ses adversaires, ne s'est attaché à vous faire bien apprécier l'esprit et les principes, et qu'on semble avoir constamment confondu avec le déterminisme ou claudisme.

Dans la seconde partie, je me suis efforcé, malgré le défaut de temps et d'espace, de vous donner une juste idée du *phé-*

noménalisme du Collége de France, que, par un fétichisme des plus coupables, on n'ose considérer de près nulle part ; malgré l'absurdité de ses principes philosophiques et biologiques, comme si tout ce qui portait l'estampille d'un célèbre expérimentateur était nécessairement frappé au coin de la raison et placé au-dessus du droit de libre examen, du devoir que nous avons tous de rechercher et de défendre la vérité.

Dans la troisième partie, j'ai dit quelques mots du génie propre de la médecine, qui a été si mal apprécié devant vous par l'un de mes honorables contradicteurs ; j'ai recherché enfin, en terminant, quels sont les dogmes philosophico-religieux qui doivent servir de base à l'art salutaire et qui seuls doivent avoir accès dans le domaine scientifique.

En remplissant si sommairement cette tâche complexe, délicate et difficile, j'ai eu à cœur de me renfermer strictement dans ma spécialité d'anthropologiste, de médecin, et je me suis tenu éloigné dans mes appréciations (j'ose le dire) de tout esprit de personnalité, d'école ou de secte. Loin de là ! J'ai donné le plus souvent possible la parole aux grands prêtres de la science dite moderne et spécialement aux déterministes afin qu'ils se peignissent et se jugeassent eux-mêmes devant vous.

Barthéziens, bichatistes, animistes, dualistes de toutes les écoles qui professez que l'homme n'est pas le produit du hasard, qu'il est réellement une intelligence servie par des organes, oubliez, vos dissidences, vos vieilles querelles de suprématie anthropologique en face d'un ennemi habile et puissant qui les exploiterait au profit des erreurs qu'il enseigne, et que nos fautes ont laissé grandir. *Donnons-nous tous la main contre l'athéisme et le matérialisme* ; après la victoire, nous pourrons reprendre nos discussions, mais à cette heure solennelle, en présence des périls qui menacent la médecine traditionnelle et l'ordre social, ne pensons qu'à les sauver l'une et l'autre et dans ce but, ne nous divisons pas.

Après ce court et indispensable préambule, j'entre immédiatement en matière, en vous priant de mettre la sécheresse de mon discours sur le compte de la concision et du style aphoristique que je me suis imposé par nécessité.

PREMIÈRE PARTIE.

Deux de nos plus jeunes comme de nos plus chers collègues, qui ne paraissent pas avoir goûté ma boutade sur la *Théophobie*, se sont constitués, ici, les défenseurs du positivisme et du déterminisme, qu'ils n'ont pas séparé évidemment l'un de l'autre, *parce que, de leur propre aveu, ils ne les ont étudiés que dans leurs applications expérimentales, et jamais dans leurs principes doctrinaux ou philosophiques.*

Rien n'est plus scabreux, comme on va le voir, que de discuter sur des choses dont on ne connaît pas le fond.

MM. de Capdeville et Demeules ont d'ailleurs commencé par déclarer explicitement et comme à l'envi, *qu'ils étaient théistes* (1), *chose dont aucun de nous ne pouvait douter, l'athéisme supposant toujours un certain degré de crétinisme. Mais nous avons dû ouvrir l'oreille à cette assertion étrange que le positivisme était parfaitement conciliable avec la croyance en Dieu.*

Vers la fin du siècle dernier, une thèse sur les inconvénients terribles du tabac à priser fut soutenue au sein de la Faculté de médecine de Paris, et pendant l'acte probatoire, juges et candidat ne cessèrent pas de se bourrer le nez de la poudre homicide. L'assertion de nos honorables collègues fait le pendant de cette anecdote ; tous les vrais positivistes qui en auront connaissance se rappelleront forcément aussi le fameux vers :

> Mieux vaut un ennemi qu'un imprudent ami.

Toutefois, voici ce que j'affirme de mon côté, contrairement à M. de Capdeville, en m'établissant pour quelques instants

---

(1) Vers la fin de nos débats, je dois faire connaître que M. Demeules est allé plus loin : il a demandé la parole pour décliner nettement les qualifications de positiviste et de déterministe que plusieurs d'entre nous avaient accolées à son nom dans le discours, il a objecté qu'il n'avait pris la défense de la science dite moderne que par gratitude envers les maîtres à la fois distingués et bienveillants sous lesquels il s'est élevé dans l'École de Paris. La Société n'a pu que prendre acte de cette déclaration.

au banc de la défense du positivisme, dont je me suis quelque peu occupé par nécessité :

Avant comme après sa réformation par M. Littré, de l'Académie française, il n'a voulu à aucun prix de Dieu comme clef de la voûte sociale, comme source de la morale, de la justice, du droit, comme principe de la famille, etc., etc. Mais sentant la nécessité de cette clef pour l'application honnête de son système sociologique, il s'est vu forcé de décréter le culte de l'humanité. Il a mis cette dernière à la place de Dieu, ne lui donnant que la législation sociale comme garantie contre ses propres excès, contre ses passions (1).

Voulez-vous, Messieurs, une preuve irrécusable de la théophobie du positivisme, la voici :

Un confrère marseillais, que vous connaissez tous, dont le savoir et l'honorabilité ne font pas doute à mes yeux, malgré son exaltation positiviste, que je regrette de ne pas voir au milieu de nous, dont l'ouvrage sur *Le Cerveau et l'innervation*, *d'après Auguste Comte*, mérite d'être lu, l'un des exécuteurs testamentaires de ce novateur, M. le Dr Audiffrent, en un mot, qui a été un peu mon élève pendant sa scolarité obligatoire, me disait l'autre jour en me serrant amicalement la main : « Ne me parlez plus de mon athéisme, c'est peine inutile, « notre doctrine repousse et repoussera toujours toute inter- « vention surnaturelle, sa devise est : *Diis extinctis, Deoque* « *successit humanitas.* »

Ce n'est pas tout, Messieurs, voici l'arrêt que, dans l'ouvrage dont je viens de parler, il porte sur tous les faibles d'esprit qui, à notre exemple, ne craignent pas aujourd'hui de croire en Dieu : « Les spiritualistes, dit-il (page 518), qui

---

(1) Le positivisme, en effet, n'admettant ni Dieu, ni l'âme, ni la vie future, a senti la nécessité d'un frein contre le mal social, et le trouve dans la loi. Mais, hélas ! que sont les lois dans une société athée, la peine de mort elle-même, qu'Auguste Comte maintient comme indispensable, à peu près comme l'abattement des chiens enragés, ne perd elle pas une grande partie de son caractère effrayant dans un milieu semblable ? Si la pensée de son anéantissement agit sur un assassin, celle de la colère de Dieu peut-elle rester sans effet sur lui ? Trop de faits saisissants ont repondu à cette question pour que j'y insiste ici.

« vivent dans un excès de subjectivité, passent leur existence
« sur les confins de la folie. »

Ainsi, tenons-nous pour avertis, gare à Charenton, à Saint-
Pierre, à la douche, aux bains froids prolongés et à la cami-
sole de force !

Toutefois (je me hâte de le dire), je n'en veux nullement à
M. Audiffrent de sa rude franchise, au contraire, elle me plaît,
et je la préfère incontestablement à la rouerie de certains per-
sonnages qui se montrent alternativement athées ou théistes
selon les circonstances, et qui justifient si bien, en politique
comme en religion, ces vers célèbres :

> Le matin catholique et le soir idolâtre,
> Il dîne de l'église et soupe du théâtre.

Du reste, je le dirai bien vite, M. le Dr de Capdeville, ancien
médecin de la marine comme moi, n'est pas au nombre de
ces industriels ; loin de là ! il a le courage de son opinion et
ne déguise nullement son matérialisme absolu ; la considéra-
tion dont jouit la science dite moderne dans les régions offi-
cielles, les encouragements qu'on lui donne par certaines
nominations lui sont particulièrement agréables ; cette
science qui, de l'aveu même de M. Littré, peut revendiquer
une large part d'influence dans les crimes de la commune,
qui transforme journellement en docteurs athées, au grand
chagrin de leurs familles, nos élèves les plus orthodoxes en
philosophie, il la considère comme le progrès humanitaire
par excellence, sans s'inquiéter de l'esprit mesquin, étroit et
grossier qui lui est propre, qui se reflète sur toutes les œuvres
politiques, sociales ou économiques de notre triste siècle, et
dont je vous donnerai en passant une preuve frappante.

J'achète un jour chez l'éditeur Dentu, à Paris, un livre
exposé dans ses vitrines et dont le titre sourit à mon oisiveté.
(*L'Homme et sa raison d'être sur la terre*). Le soir même j'en
commence la lecture dans ma chambre d'hôtel. Or voici la
thèse que cherche à me démontrer l'auteur, M. Snider, que
je n'ai pas l'avantage de connaître, mais qui pourrait bien
être membre de l'Institut où le matérialisme n'est pas un
titre d'exclusion. D'après lui, l'homme n'aurait pas d'autre

2

mission dans l'univers que celle de fabriquer le *stercus pro-videntiel*, destiné à entretenir la végétation, à préparer un sol, un climat, un milieu au singe plus parfait qui doit lui succéder ici bas. L'étrange philosophe ou économiste (donnez-lui le nom qui vous plaira) nous apprend ensuite, sans rire, que, recevant journellement de la terre 26 kilogs de matières nourrissantes solides, liquides ou gazeuses, nous lui resti-tuons, sous les mêmes formes, autant de *stercus ou d'ingrédient providentiel*, et que partant les 1,400,000,000 d'habitants répartis sur le globe produisent en vingt-cinq ans, *trois cent vingt-huit millions cinq cent dix milliards* de kilogs de matière stercorale.

Telle est donc, Messieurs et chers Collègues, la seule fin divine, providentielle de l'humanité selon M. Snider ; nous avons été créés *sol per far letame*, comme l'a dit l'Arioste dans un passage de son grand poème. Hélas ! pourquoi cette matière, ne peut-elle pas servir de monnaie, nous pourrions au moins l'offrir à nos bons amis les Prussiens pour le paie-ment des dettes que nous avons souscrites en leur faveur.

Certes ! si le matérialisme, l'épicurisme des anciens temps peuvent se vanter d'avoir inspiré Lucrèce, Ovide, Horace, poètes aimables et gracieux, il n'ont pas à tirer la moindre vanité des livres qu'ils enfantent au XIX° siècle et dont nous ne pouvons guère (il faut bien l'avouer) utiliser autre chose que le papier pour.... plier du tabac ou du poivre.

A propos de livres, M. de Capdeville m'a reproché indirec-tement, ainsi qu'à M. Fabre, d'avoir osé mettre, en quelque sorte, à l'index du sens commun, ce bon petit dictionnaire dit de Nysten, si funeste à nos élèves ; mais, je le demande, com-ment tolérer un ouvrage qui donne de la grande cause suprême la définition suivante :

« Dieu n'est qu'un mot exprimant le système des lois qui pré-sident à l'existence des choses et à la succession des êtres. »

Oh, Messieurs de la cellule et du blastème (je pourrais dire à la rigueur du blasphème) ! Dieu n'est qu'un mot. Eh bien, encore un peu de patience et, après avoir joui des crimes de la commune, vous pourrez voir ce que l'oubli de ce mot et de l'idée qu'il exprime brassent à cette heure aux buveurs de bière d'outre Rhin, à cette Prusse détestée, qui n'a pu nous vaincre qu'après nous avoir gangrénés de ses doctrines. Et puis franchement, qu'est-ce que ce système des lois naturelles dont vous parlez ? S'est-il créé tout seul ; la nouvelle loi militaire qui occupe tant à cette heure l'Assemblée nationale, se produit-elle de cette façon ? ô pauvres logiciens ! ! !

Le positivisme philosophique a été si bien démoli naguère par M. le professeur Fabre que j'aurais pu éviter d'en parler aujourd'hui. Pourtant, ne fut-ce que pour ramener le débat sur son véritable terrain, celui de notre médecine, je veux dire ce qu'il est à ce dernier point de vue, soin qu'aurait dû prendre tout d'abord, vous en conviendrez, M. de Capdeville, et dont un sentiment de justice que vous apprécierez, je l'espère, m'oblige à me charger, bien que je n'ai étudié ce système qu'en vue de sa réfutation.

Le positivisme médical, n'est en réalité que l'Hippocratisme, qu'Auguste Comte, qui était né à Montpellier, a cherché à accommoder à son système philosophique. Mais tout informe, tout contradictoire que puisse être, cet Hippocratisme, qui sort de ses gonds, qui a perdu ses bases normales, est encore bien plus rationnel, plus digne de confiance que la médecine expérimentale avec laquelle l'a sans cesse confondu M. de Capdeville, son admirateur.

Bien qu'il repousse l'*Enormon*, la nature médicatrice, le *Quid divinum*, enfin tout ce qui est subjectif, le positivisme médical admet *l'actio una*, le *consensus unus*, le *conscientia omnia* du père de la médecine, en un mot, l'unité vitale.

Sous ce rapport, sans doute, il se montre bien en contradiction avec ses principes philosophiques, mais enfin le fait est là, et nous ne pouvons que l'accepter parce qu'il s'impose brutalement.

D'après lui, la santé c'est l'unité vitale ; la maladie commence à la rupture de cette unité.

Il admet les crises, les sympathies, les synergies, les fièvres essentielles.

Il considère les diathèses, les prédispositions, comme des modifications qui affectent l'ensemble du grand phénomène intestin d'assimilation et de désassimilation.

Il reconnaît les dogmes *de la contagion, de l'hérédité, de la spécificité, et divise cette dernière en organique et en thérapeutique.*

Par une nouvelle contradiction, que je signale ici, et bien que le positivisme médical ne croie pas à l'existence de l'âme, qu'il remplace dans l'organisme par son instrument, c'est à dire par le cerveau, loin de nier *les psychopathies ou les affections morales* que les déterministes on fait disparaître de leurs livres, il en a, au contraire, étendu le cadre. Il a fait plus, il a créé des maladies dites sociales, qui ont leur raison d'être et dont j'ai reconnu moi-même la nécessité en 1864, dans mon *Histoire de la question sanitaire.*

Enfin (et ceci est le point capital à mes yeux), le positivisme médical d'Auguste Comte ou orthodoxe, professe avant tout et par dessus tout *que l'observation, l'expérimentation, l'analyse philosophique* sont les seules bases possibles de l'art de guérir et que l'expérimentation sur les animaux vivants ne peut fournir à l'anthropologie, à la clinique que des données erronées ou insuffisantes sur la nature et le siége des maladies. Il repousse, je dois aussi le dire en passant, l'absurde hypothèse de Darwin, sur notre consanguinité avec le singe.

Vous le voyez, Messieurs, la médecine positiviste n'est pas si absurde que le pensent généralement ceux qui ne la connaissent que par ouï-dire et, *à la rigueur, on pourrait encore s'en contenter s'il ne fallait accepter en même temps sa théophobie, son matérialisme abject et ses contradictions*; n'est-il pas étrange, pourtant, je le répète, que, pour être juste, j'aie dû me constituer, en quelque sorte, son avocat dans cette enceinte ?

Mais, me direz-vous, pourquoi *ce tolle* général qu'on crie de toutes parts contre elle ?

Tout simplement parce que la plupart de ceux qui en parlent ne la connaissent pas, la confondent avec la médecine expérimentale, comme l'a fait M. de Capdeville. M. Fabre vous a dit que cet honorable collègue nous avait donné, dans son travail sur l'esprit scientifique, un mélange de positivisme et de déterminisme, je dis à mon tour qu'il ne nous a donné que du déterminisme......

Oui ! Le système d'Auguste Comte, il faut bien le reconnaî-
tre, *n'a pas cessé d'être le plastron de celui de* M. Cl. Bernard,
lequel, grâce à cette erreur, a fait habilement son chemin dans
le monde médical, à peu près comme dans ces derniers temps
le communisme a failli faire le sien sous le couvert de l'ancienne commune parisienne de 1793, qui n'eût jamais rien
de commun avec lui que l'aveuglement.

. Le grand moyen de tous ces tours de *passe-passe,* Messieurs,
c'est tout simplement cette *gent-moutonnière,* que je stigma-
tise toutes les fois que je prends la plume, parce que je
l'abhorre littéralement, qui juge presque toujours sans connaître, se rue invariablement et en masse dans une voie nouvelle dès l'instant qu'un homme haut placé la lui signale, et
dont le spirituel et caustique curé de Meudon à dit dans son
Pantagruel : « *Qu'elle était la plus sotte et la plus inepte espèce
animante du monde.* »

Mais finalement, me diront les moutons bipèdes dont je
parle, veuillez vous expliquer sur le déterminisme que vous
nous laissez entrevoir comme le plus fallacieux, le moins
rationnel, le moins sociable de tous les systèmes philosophiques, dont l'application ait été faite à l'art de guérir ? Toutefois n'oubliez pas :

Que M. Cl. Bernard, le chef actuel de la médecine française,
n'est pas seulement docteur en médecine comme vous, mais
encore deux fois professeur ; qu'il n'a de concurrence à
craindre, au point de vue physiologique, que de l'autre côté
du Rhin, et que bien des gens le considèrent comme le premier
physiologiste du monde ; que les découvertes dont il a doté la
science sont tellement nombreuses qu'on ne peut plus les
compter ; *que vous n'avez pas inventé vous-même, dans votre
vie, que les mots de théophobie et de psychopathie, qui sont de
véritables non-sens à tous les points de vue ; enfin que, de votre
propre aveu, un chimiste éminent vous a reproché de ne pas
savoir le premier mot du déterminisme, bien que depuis 1867
vous n'ayez pas cessé, dites-vous, de l'attaquer dans vos écrits,
dont personne ne s'occupe, auxquels personne d'ailleurs ne
répond......*

Un peu de patience, braves gens, dirai-je à mon tour,

reprenez haleine dans l'intérêt de votre santé, vous allez être amplement satisfaits.

J'honore profondément, sans doute, M. Cl. Bernard, je reconnais avec empressement les services qu'il a rendus à l'anatomie et à la physiologie ; celles de ses découvertes qui ont résisté au temps, je les apprécie à leur juste valeur ; mais l'examen de sa base philosophique, de ses principes fondamentaux, m'appartient de droit comme à tous les médecins. Or, c'est principalement, exclusivement à cette base, à ces principes si peu connus, que je vais m'attacher dans ma critique. On ne devra donc pas s'étonner si, laissant de côté la physiologie expérimentale du célèbre professeur, je ne m'occupe ici que de son discours sur *Le Problème de la physiologie générale,* qui a paru il y a quelques années dans la *Revue des deux Mondes* (15 décembre 1867). C'est un travail de 19 à 20 pages, mais qui contient le résumé complet et significatif de la philosophie de M. Cl. Bernard.

On a bien dit, je ne l'ignore pas, que lorsqu'on avait le malheur de critiquer une doctrine établie ou patronnée par un membre de l'Institut, et surtout de ne pas accorder à l'étude des mœurs ou des amours des zoonites toute l'importance qui lui est due, on pouvait dire adieu à l'espérance....

Mais, Messieurs, l'espérance suppose toujours préalablement l'ambition ou la prétention et, Dieu merci, je n'en nourris aucune autre que celle de servir, même à titre onéreux, la vérité jusqu'à mon dernier jour, enfin de dire ma vraie façon de penser sur la science moderne, au nom de l'observation et de l'expérimentation traditionnelles.

DEUXIÈME PARTIE.

Le déterminisme scientifique ou Claudisme, je l'ai déjà dit dans la *Gazette médicale* de Paris (voyez le feuilleton du 14 mars dernier), partant de ce principe que tout dépend de causes fixes, déterminées, qui ne peuvent pas ne pas porter leurs fruits, aboutit tout naturellement à l'athéisme, au maté-

rialisme absolus, partant à la négation de l'âme, de sa liberté
et de sa responsabilité.

En physiologie, spécialité où je veux surtout le considérer
aujourd'hui, il constitue un phénoménalisme illogique, insensé,
où l'abstrait et le concret se trouvent combinés d'une manière
inextricable, comme je le ferai voir bientôt, et dont l'inconvénient
le plus grave à mes yeux a été sans contredit d'amener les déplo-
rables empiètements de la science physiologique sur l'art médical,
ou, si l'on veut, ceux de la théorie sur la pratique.

« Nous voulons, disait, il y a quelques années, M. le profes-
« seur Sée, fonder une science médicale exacte, rationnelle,
« expérimentale, basée sur les lois de la physiologie, telles
« que les ont formulées les Magendie, les Cl. Bernard et les
« Longet. » Or, Messieurs, c'est là une véritable utopie que
tous les vieux cliniciens sont forcés d'avouer, la main sur la
conscience, irréalisable. Je démontrerai d'ailleurs un peu
plus loin que M. Sée a eu tort d'accoler ainsi le nom de
Longet à celui de M. Cl. Bernard, à l'école duquel il n'appartient pas évidemment, mais qui l'avait un peu influencé dans
ces derniers temps.

Au point de vue de l'athéisme dont il est infesté, le déterminisme physiologique est bien plus dangereux que le positivisme, car si ce dernier se borne à dire qu'il n'a pas à s'occuper
de Dieu, l'autre nous déclare, par la bouche du prussien
Virchow, « qu'il n'y a pas plus de place dans la nature pour
Dieu, que dans le corps humain pour l'âme. »

Toutefois, il faut bien en convenir, les déterministes du
Collège de France n'ont pas, comme les Virchow, les Buchner,
les Molescott, les Vogt, ni même comme mon ami Audiffren,
le courage de leur opinion, lorsqu'on les met sur le chapitre de
leur athéisme, ils hésitent, balbutient, s'en défendent le plus
qu'ils peuvent, parce que tout mauvais cas est niable, puis,
en désespoir de cause, ils crient à l'inquisition, au cléricalisme, au jésuitisme, etc., « protestant que la conscience doit
« être à la fois libre et murée. »

Leur thèse favorite, après celle-là, est de chercher à prouver, moyennant certains paralogismes, qu'on peut se montrer
athée, matérialiste infect dans le laboratoire, la chaire pro-

fessorale, au lit du malade, et cesser de l'être dans la vie privée.

Voltaire, avec l'esprit caustique qui le caractérisait, a fait depuis longtemps justice de cette étrange prétention, quant à moi, qui ne veut la considérer ici qu'au point de vue purement médical, je déclare, sans hésiter, que lorsqu'on est athée dans son enseignement on demeure tel dans la *vie sociale et professionnelle*, plus ou moins incapable de résister à ses passions et de remplir les prescriptions du serment d'Hippocrate.

On a beaucoup parlé ici de la thèse du docteur Grenier, de la lettre cynique de l'étudiant Piton, des assertions significatives de certains communards devant les tribunaux, mais n'est-ce pas plutôt aux doctrines mêmes dont ils ont reçu les principes qu'on doit faire remonter la responsabilité de ces écrits et de ces assertions. De plus, on sait ce que sont les étudians et les ouvriers : les premiers ne restent pas toujours fidèles aux doctrines dont ils s'engouent, faute de réflexion, les autres péchent invariablement par ignorance. Pour ma part, j'absous d'autant plus volontiers MM. Grenier, Piton et consorts, qu'ayant été Saint-Simonien de 1830 à 1835, je me demande aujourd'hui ce que j'ai conservé de cette doctrine.

Nous savons déjà par l'organe de Virchow que l'âme n'existe pas ; quant au Collége de France, il ne fait de ce principe ou du *moi*, qu'un produit de sécrétion de vibrations ou de combustion cérébrales ; je ne m'arrêterai donc pas à discuter cette opinion, ce serait peine perdue et lui faire assurément trop d'honneur. Je ferai remarquer seulement que cette étrange théorie a porté ses fruits naturels en motivant la suppression du chapitre obligé de la psychologie dans les nouveaux ouvrages de physiologie. Ayant acquis naguère le *Traité élémentaire de physiologie* du successeur de Longet, de M. Béclard, j'ai constaté, non sans douleur, cette coupable lacune, que ne sanctionnerait certes pas l'illustre père ou oncle de l'auteur, l'un des disciples les plus éminents de Bichat, et dont la mort prématurée en 1823 mit en émoi toute la ville de Paris. Je proteste donc énergiquement, de toutes les forces

de mon âme, contre elle, au nom de la physiologie traditionnelle et j'en appelle, sous ce rapport, à tous les vrais
médecins.

Mais il est temps de prendre à partie M. Cl. Bernard lui-
même, ou plutôt ses principes philosophiques, *et de vérifier si
en entrant dans son laboratoire il laisse invariablement à la
porte le spiritualisme et le matérialisme, comme il le dit.*

Je dirai d'abord qu'à ses yeux armés de microscope
« l'homme est un composé de millions de milliards de petits
« êtres ou individus vivants, et d'espèces différentes, parmi
« lesquels les uns sont libres, comme les globules du sang,
« tandis que la plupart sont unis ou soudés. Ces individus,
« ces êtres s'unissent et restent distincts comme des hommes
« qui se donneraient la main. Chaque espèce d'élément
« représente ainsi une véritable espèce d'individus qui
« dépend d'un tout auquel il est associé, mais qui a toujours
« son indépendance, sa vie propre, sa manière particulière
« de se nourrir et d'être excité, ses poisons spéciaux, et sa
« manière spéciale de mourir. »

Voilà, Messieurs, où peut conduire l'abus du microscope ;
pendant longtemps j'avais pensé que le *polyzoïsme* était de
l'invention de MM. Robin, Durand, de Gros et Virchow, qui
seuls et sous leur responsabilité, enseignaient cette doctrine.
Mais le passage que je viens de citer, et que j'ai rencontré
dans un numéro de la *Revue des Deux-Mondes* (1844), me
prouve que le grand expérimentateur moderne a adopté au
moins cette étrange théorie, s'il n'en est pas l'inventeur.

Franchement, quel est celui de nous qui admettra la réalité
de cette prétendue république confraternelle de millions de
milliards de zoonites, d'êtres vivants, à la fois différents et
semblables, solidaires quoiqu'indépendants, alors surtout que
cette république n'a ni prince, ni chef du pouvoir exécutif,
c'est à dire ni âme, ni principe vital !

Puisque je viens de nommer l'âme, je n'attendrai pas davantage pour faire remarquer que si feu Longet fut un déterministe comme on a cherché à nous le faire croire, en associant
son nom à celui de M. Claude Bernard, il ne fut pas du rit

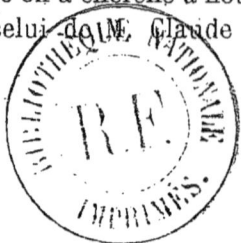

3

orthodoxe, puisqu'il nous dit dans son *Traité de physiologie*
(1re édition).

« Les preuves méthaphysiques de l'existence et de la
« spiritualité de l'âme m'ont toujours paru assez fortes pour
« entraîner la conviction ; ces preuves ne sont pas d'ailleurs
« les seules, et l'observation, ce guide sûr du sensualisme, les
« confirme. »

Dans sa 3me édition, datée de 1869, ce passage a disparu, je
ne sais pourquoi, et le chapitre des facultés intellectuelles et
affectives est plus court, plus réservé ; l'auteur s'y exprime
moins carrément, il croit devoir exposer les raisons qui ont
fait attribuer la pensée à la matière ; il daigne citer Lucrèce,
Lamettrie, et autres divinités du Collége de France ; pourtant
en finissant, il se résume de la manière suivante :

« On ne saurait nier la solidarité des organes sains et d'une
« intelligence saine, *mens sana in corpore sano*, mais cette
« dépendance si naturelle n'est pas si absolue qu'on ne trouve
« d'assez nombreux exemples du contraire.

« On voit de frêles enfants et des vieillards caducs étonner
« par la précocité ou la conservation de leur intelligence. La
« folie s'accompagne souvent (Messieurs, veuillez lire *très*
« *rarement*) d'une lésion appréciable des centres nerveux,
« mais que dire des cas où Esquirol, Leuret et les auteurs les
« plus consciencieux affirment n'avoir trouvé aucun vestige
« d'altération dans le cerveau. Les annales de la science ne
« fournissent-elles pas aussi des faits d'altération profonde
« de la substance cérébrale sans que pendant la vie on ait
« remarqué le plus léger trouble de l'intelligence. »

De cette différence entre les diverses éditions du *Traité de
physiologie* de Longet et de l'accolement de son nom à celui
de M. Cl. Bernard (accolement sur lequel j'ai attiré l'attention
plus haut), je ne peux qu'induire une seule chose, c'est que le
regrettable professeur qui, d'après M. le baron Hippolyte Lar-
rey, son nécrologiste, aurait protesté de son *théisme* à ses
derniers moments, avait quelque peu subi l'influence du
Collége de France, en dépit de sa conscience, mais qu'au fond
il était resté fidèle à la doctrine spiritualiste ou psycho-matérialiste à laquelle nous revenons à cette heure à pas de géant.

A la place de la vie, du dynamisme, M. Cl. Bernard et son école ont intrônisé la *fameuse cellule* primordiale et la *physico-chimie*.

« L'élément de création organique des êtres vivants, dit-il,
« (problème de la physiologie) est la cellule microscopique,
« l'ovule, le germe. »

Mais cette cellule microscopique, cet ovule, ce germe, d'où proviennent-ils ? Ce sont-ils créés d'eux-mêmes avant d'exister ; la physico-chimie, que peut-elle être, et d'où procède-t-elle ; est-ce une cause première, ou seconde ; une force aveugle, ou intelligente ? On me dira qu'il est absolument inutile de chercher à le savoir, que cela importe peu à la science ; mais lorsqu'on veut bouleverser, ainsi que le font ces Messieurs, toutes les idées reçues depuis des siècles sur la nature de l'homme, et leur en substituer d'autres, il faut au moins démontrer que celles-ci ne sont pas absurdes.

Dans un autre endroit de ce discours, le célèbre physiologiste, évidemment préoccupé de la nécessité d'un dynamisme dans toute mécanique, quelle qu'elle puisse être, et de la lacune que présente sous ce rapport son système philosophique, nous dit encore :

« Les éléments anatomiques qui se présentent générale-
« ment sous les formes diverses de cellules, de fibres micros-
« copiques, sont les véritables resssorts cachés de la machine
« vivante ; (prenez bien note, Messieurs, de ce dernier
« adjectif) ils sont associés et reliés entre eux pour former les
« tissus, les organes qui constituent les rouages des méca-
« nismes vitaux (*sic*). »

Je le répèterai encore, d'où viennent ces fibres, ces cellules, ces ressorts, qui les a formés et amalgamés d'après un plan préconçu sur des types à la fois harmoniques et invariables dans chaque espèce ? le microscope dont vous vous servez dans vos expériences, l'horloge ou la pendule qui règlent votre temps se sont-ils formés tous seuls, enfin, (et ceci est le point capital de mon argumentation) pourquoi faire intervenir dans votre discours les adjectifs qui dérivent du mot *vie*, lorsque vous n'admettez pas cette dernière, et que vous la remplacez par la *cellule* et la *physico-chimie*?

*De deux choses l'une, ou la vie existe dans les corps organisés,
ou bien elle n'existe pas : dans le premier cas, pourquoi s'embarrasser de la cellule et de la physico-chimie, dans le second cas,
à quoi bon faire intervenir la vie elle-même qui devient absolument inutile.*

Je n'ai pas le temps, Messieurs, dans ce simple discours,
de passer en revue toutes les fonctions physiologiques que le
déterminisme, si improprement qualifié de biologique,
rapporte à la physico-chimie ; mais je ne crois pas m'avancer
beaucoup en affirmant d'une manière générale qu'il attribue
à celle-ci tous les phénomènes physiques, moraux et intellectuels qui se produisent dans les corps organisés. Est-ce là
du matérialisme absurde, déraisonnable, insensé, contraire
enfin aux notions les plus élémentaires de la philosophie ?

Sans doute, les explications sont obscures, entortillées, peu
satisfaisantes, tirées, comme on dit, aux cheveux ; mais les
bons lecteurs, dont les idées sont troublées par les contradictions incessantes d'un auteur qu'il se sont accoutumés dès
longtemps à considérer comme infaillible, non-seulement
dans ses expériences, mais encore dans ses raisonnements,
finissent toujours par se dire que s'ils ne comprennent pas
bien, ils ne doivent s'en prendre qu'à eux-mêmes.

De toutes les erreurs du déterminisme physiologique, la
plus grave, la plus énorme de toutes, sans contredit, c'est
d'avoir confondu entre eux d'une manière absolue et inniable
les divers règnes de la nature, que Dieu a séparés les uns des
autres par des lignes de démarcation que tous les naturalistes depuis Aristote jusqu'à Cuvier ont reconnues, et que le
positivisme accepte également.

« La physiologie, dit M. Cl. Bernard (même discours), ne
« se sépare pas, quant à la manière d'étudier, des autres
« sciences expérimentales des *corps bruts,* et la *vie* (nous y
« voici encore), quelle que soit l'idée qu'on s'en fasse, ne
« saurait être un obstacle à l'analyse expérimentale des *corps
« vivants. Les phénomènes vitaux* (retenez bien cette phrase)
« *sont soumis à un déterminisme aussi rigoureux que les phéno-
« mènes minéraux, parce qu'ils dérivent tous des lois de la phy-
« sico-chimie ordinaire.* Remarquons en passant qu'aux yeux

« même du positivisme la vie et l'affinité chimique sont deux
« choses très distinctes. »

Dire qu'une assertion si énorme a passé lorsqu'elle fut
émise, il y a 5 ans, comme une lettre à la poste, et qu'elle
n'a jamais été relevée, que je sache, ailleurs que dans le
journal de M. Sales-Girons, n'est-ce pas caractériser l'esprit
de notre siècle. Du reste, ce passage du discours sur le problème physiologique est tout-à-fait inintelligible : la physiologie est classée tantôt parmi les sciences expérimentales des
corps bruts, tantôt parmi les sciences purement biologiques,
mais au fond de cet *imbroglio*, au milieu de ces contradictions
qui se heurtent perpétuellement, on finit par découvrir l'idée
que veut faire accepter M. Cl. Bernard, c'est-à-dire *la confusion absolue de l'homme avec la simple brute, d'une part, et de
l'autre, l'assimilation de tous les corps organisés aux corps
inertes ou minéraux. Telle est, au mépris de tous les enseignements, le beau résultat auquel est arrivée la science moderne.*

A l'appui de cette même idée, le savant et honorable professeur du Collége de France nous dit encore dans le même
travail :

« La matière organisée *vivante*, celle qui constitue les
« éléments histologiques, n'a pas plus de spontanéité que la
« matière inorganique ou minérale (pesez bien, Messieurs,
« cette nouvelle assertion) car l'une et l'autre ont besoin, pour
« manifester leurs propriétés, de l'influence des excitants
« extérieurs. *La spontanéité des corps vivants n'est qu'appa-
« rente.* »

Le dernier passage du problème de la physiologie me
semble contenir virtuellement toutes les énormités énoncées
par le D\' Grenier dans sa thèse inaugurale.

Certes, j'ai professé moi-même, dans mon livre sur l'*Athéisme*,
que le milieu ambiant ou extérieur est le grand stimulant
de la vie universelle, que c'est par lui que s'entretiennent
les milieux sanguins et séreux, etc., etc., mais ce que j'ai
très clairement expliqué en même temps, c'est que cette vie
universelle, quelle que soit l'idée qu'on s'en fasse (j'utilise ici
les propres expressions de M. Cl. Bernard), ne peut rien avoir
de commun avec les lois physiques et chimiques générales,

qui lui sont, au contraire, antagonistes. La force vitale universelle est unique, sans doute, mais elle se modifie dans les divers règnes de la nature et même dans les divers individus d'un même règne, de manière à assurer l'existence du corps auquel elle est associée, et à le protéger contre l'action destructive de la physico-chimie, dont le rôle est de ramener tous ces corps dans un moment déterminé à la désagrégation de leurs éléments constitutifs.

Vous vous êtes égayé, sans doute quelquefois, Messieurs, en lisant la formule suivante : *tant de cellulles* + *tant de substance amorphe blastématique* + *tant de fibres, de tubes, de globules font un homme, tout comme tant d'oxygène et d'hydrogène* + *tant de carbone et d'azote font le sulfate de quinine; tout comme enfin tant d'oxigène* + *tant d'aluminium ou de silice font tel ou tel caillou.*

Eh bien ! Cette formule ridicule, vous devez aujourd'hui la prendre au sérieux, car, d'après la science moderne, nous ne serions plus qu'un produit de cristallisation ; c'est là une bien vieille idée, renouvelée d'Epicure, de Lucrèce, de Lamettrie et de d'Holbach, mais elle a tant souri au XIXme siècle, qu'il a voulu se donner l'air de l'avoir inventée.

« Lorsqu'on mêle de l'argent avec de l'esprit de nitre, du « mercure et de l'eau, a dit Maupertuis, contemporain de « Lamettrie, mais qu'il ne faut pas confondre avec lui, les « parties de ces matières viennent s'arranger d'elles-« mêmes de manière à former une végétation si semblable à « un arbre, qu'on n'a pu lui en refuser le nom (arbre de « Diane). Pourquoi donc le même phénomène, ajoute l'ami « de Frédéric le Grand, n'arriverait-il pas dans la formation « du corps des animaux ? »

Pourquoi ?...... Mais tout simplement parce que les animaux ne sont pas des cailloux, et *vice-versâ*, parce qu'il n'y a aucune comparaison à établir (aucune, entendez-vous bien) entre les phénomènes qui se produisent dans la formation des corps vivants et ceux de la cristallisation minérale ; parce qu'enfin, la vie végétale et animale sont des modes radicalement différents de la vie universelle, et qui ne peuvent être assimilés en aucune façon, au point de vue de leur fin respective.

Il saute aux yeux, du reste, que l'activité dont jouissent les molécules minérales pendant le travail cristallisateur n'est que passagère, et qu'elle s'éteint d'une manière absolue dès que le cristal est formé, tandis que dans les corps vivants elle commence à la fécondation du germe, va *crescendo* jusqu'à un certain âge, se maintient à son apogée pendant un autre période, et suit une phase de décroissance progressive, jusqu'au moment de leur mort, qui est celui où ils rentrent sous l'empire des lois physiques et chimiques ou, en d'autres termes, de la physico-chimie de M. Cl. Bernard.

M. le professeur Béclard, qui, dans son *Traité élémentaire de physiologie*, a adopté la cristallisation anthropique, s'appuyant sur ce fait que les cristaux ébréchés à leurs angles ou à leurs arêtes réparent leurs pertes lorsqu'on les replonge dans la solution saline mère, en induit que toute activité n'est pas éteinte en eux, mais je vous laisse juges, Messieurs, de la puérilité de cet argument. Vous savez trop à quoi vous en tenir, en votre qualité de médecins praticiens, sur les décompositions et les recompositions perpétuelles dont l'organisme est le siége, pour assimiler la vie animale à l'affinité. Je ne crois donc pas devoir insister davantage ici sur l'idée par trop excentrique et tudesque de la fameuse cristallisation animale qu'admet explicitement, ainsi je le ferai voir un peu plus loin, M. Cl. Bernard lui-même.

Existe-t-il réellement une chimie biologique ou vitale comme l'affirment les déterministes ?

En âme et en conscience, et sans la moindre hésitation, je réponds par la négative ; c'est encore là un de ces vieux oripeaux matérialistes, épicuriens, lucréciens, exhumés du *Caput mortuum* des siècles passés, dont on fait très-grand bruit autour de nous, et qui ne saurait tromper les vraies gens de l'art.

Qui ne connaît l'histoire du célébre Arnaud de Villeneuve s'efforçant d'effectuer la génération humaine dans une courge par un procédé qui n'est pas arrivé jusqu'à nous, mais qui était peut-être celui de la cristallisation ; qui ignore celle des

Paracelse, des Van-Helmont, des Sylvius de Leboë, de tous ces chimiâtres chercheurs d'*esprit séminal*, d'*esprit vital*, d'*élixir de Longue-vie*, etc., et qui, du moins, eurent la bonne chance de rencontrer, comme fiche de consolation, l'esprit de vin, celui de soufre, de corne de cerf, etc,, etc.

Qui ne connaît aussi les efforts tentés à la fin du dernier siècle par l'illustre Fourcroy, pour constituer une nouvelle chimiâtrie.

Quand la chimie moderne, qui possède tant d'esprits, aura-t-elle celui de renoncer une fois pour toutes à ses prétentions sur la clinique médicale, de se contenter de la préparation des médicaments et des investigations analytiques dans lesquelles elle a rendu des services incontestables à l'art salutaire.

Sans doute, des phénomènes qu'on peut à la rigueur appeler chimiques, se produisent en nous, mais, je le soutiens avec une conviction profonde, et je le prouverai au besoin par des faits cliniques, ces phénomènes sont soumis à l'empire autocratique de la vie. M. Cl. Bernard lui-même le reconnaîtrait bien vite si, en entrant dans son laboratoire, il ne laissait pas exclusivement et invariablement à la porte le spiritualisme....

Non, mille fois ! Les phénomènes intellectuels et moraux, la pensée, le génie humain et ses miracles, l'amour, la charité, le dévouement à la famille, à la patrie, et pour tout dire en un mot, la psychologie humaine n'est pas le résultat, le produit d'opérations chimiques ou mécaniques, comme l'admet M. Cl. Bernard, et, je le dis sans hésiter, des aveugles seuls pourraient accepter, avec conviction, une pareille théorie, même sur la foi d'un homme de génie.

Quant à la respiration, à la circulation, à la nutrition et aux sécrétions, ce sont des actes foncièrement vitaux, puisque la douleur, la colère, la terreur, le remord, la jalousie et une foule d'autres modifications animiques moins appréciables suffisent pour les troubler ou pour les arrêter.

Que les déterministes, qu'on dit si forts en toxicologie, m'expliquent chimiquement pourquoi un médecin de notre ville a été démoli, tué en quelques heures, au milieu de la jeunesse et des attributs de la santé physique sans qu'on ait pu assigner un nom à son mal, dont le secret était connu de moi seul, qu'ils nous disent pourquoi un enfant de dix-huit mois, dont j'étais le médecin, et dont la santé était exhubérante, mourut en quelques heures comme asphyxié par le lait que lui donna imprudemment sa nourrice, après un violent accès de colère. Quelle peut être la combinaison chimique qui s'effectue en pareils cas sous l'influence d'une passion violente ?

Si la chimie biologique ne veut nous laisser aucun doute sur sa puissance, qu'elle nous prépare du sang, du sperme, du lait, du fluide pancréatique, etc., doués de toutes leurs propriétés connues. Qu'elle nous compose un œuf, une graine, une semence quelconque.

Occupé après son naufrage à couver des œufs de grue dans je ne sais quelle tribu sauvage, le fameux marquis de Longetour, commandant de la *Salamandre*, s'adressait à lui-même, d'après Eug. Sue, cette question à la fois profonde et naïve : « Pourquoi suffit-il d'un peu de ma chaleur naturelle pour « faire sortir de leur coque ces vilains oiseaux ? »

Je dirai à mon tour, à la physico-chimie : Vous qui vous vantez « de produire de nouvelles espèces organisées aussi « facilement que vous créez de nouvelles espèces minérales, en « changeant tout simplement les conditions nutritives de la « cellule » (*Problème de la physiologie*), donnez-nous la solution cherchée par M. de Longetour. Expliquez-nous pourquoi et comment se forment dans un œuf fécondé tous ces tissus histologiques si complexes et si variés, dont s'occupe incessamment votre microscope ; pourquoi nous ne voyons pas sortir de gallinacées des œufs de cane et *vice-versâ* ; pourquoi du figuier il ne sort pas de glands, ni du cerisier des noyaux de pêche. Allons, allons, Messieurs de la science moderne, soyez plus modestes une fois pour toutes !

J'ai déjà dit plus haut que M. Cl. Bernard considérait les facultés intellectuelles et morales comme un produit de secrétion ou de vibration cérébrales, etc. Cette assertion est en elle même trop grave, Messieurs, pour que je n'aie pas à cœur de la prouver ici irréfragablement, j'estime donc que le passage suivant du problème de la physiologie générale paraîtra tout à fait concluant.

« Il n'y a en réalité, dit le célèbre expérimentateur, qu'une
« chimie, une physique, une mécanique générales, dans les-
« quelles rentrent tous les phénomènes de la nature brute et
« de la nature vivante. . . . .

« L'intelligence elle même (écoutez bien ceci), dont les phé-
« nomènes caractérisent l'expression la plus élevée de la vie,
« se révèle au dehors des êtres vivants dans l'harmonie des
« lois de l'univers, et c'est ainsi que la physiologie générale
« se trouve ramenée à la science expérimentale qui étudie les
« propriétés de la matière organique. . . . et qu'elle ne sau-
« rait borner son rôle à expliquer les fonctions les plus gros-
« sières du corps humain, mais qu'elle doit éclairer aussi les
« MÉCANISMES DE LA PSYCHOLOGIE. »

Les mécanismes de la psychologie ! *O bone Deus*, s'écrierait
« Caron de Beaumarchais, s'il pouvait revenir ici bas, quelle
« étrange expression ! de mon temps, qui ne fut certes pas des
« plus favorables au spiritualisme, M. de Voltaire lui-même
« aurait reculé devant elle. »

Mais, dirais-je à mon tour, le cas échéant, au spirituel auteur
des *Noces de Figaro*, cessez de vous étonner de cette aberration
d'un esprit éminent ; n'avez-vous pas mis dans la bouche
pâteuse de Brid'Oison « Qu'o-on est toujours l'enfant de-e
« quelqu'un. » Eh bien, le mot qui vous étonne autant que
la pensée qu'il exprime so-ont les enfants du-u matérialisme.
Tout ce qui en vient porte son estampille, son cachet, ses traits
caractéristiques et séculaires, il veut tout réduire au visible et
au palpable, heureux quant, à l'exemple de ce bon M. Snider,
ses fauteurs ne descendent pas jusqu'à certains calculs odori-
férants.

Sans doute, toutes les sciences humaines ont leur partie
expérimentale ; la botanique a la culture, la taille, la greffe
l'incision, etc., la géologie a l'expérimentation chimique,
la physique des matières minérales ; mais je vous le demande,
Messieurs et chers Collègues, comment comprendre et réaliser
l'expérimentation en psychologie ? par la chimie, la physique
la mathématique ? Vous êtes tous des praticiens, des médecins
dignes de ce nom, tâchez de résoudre le problème. Dans tous
les cas, le Collége de France aurait droit à toute notre grati-

tude s'il pouvait le résoudre lui-même à notre satisfaction, ce dont je le défie.

Je me suis déjà expliqué sur la médecine mécanique dans mon ouvrage sur l'athéisme et j'en ai démontré (j'ose le dire) l'absurdité ; je ne reviendrai pas ici sur cette démonstration parce que vous êtes parfaitement convaincu, comme moi, qu'il est impossible d'évaluer avec justesse les phénomènes purement physiques qui se produisent dans l'économie animale ; que Borelli a été le premier a en faire l'épreuve ; et qu'il est possible tout au plus de calculer avec un certain succès, comme l'a fait Barthez, les mouvements progressifs de l'homme et des animaux sains, l'action combinée que les différents muscles exercent sur les os auxquels ils *sont attachés.* *Mais cette application même de la mathématique à la physiologie peut-elle être considérée comme exacte et combien de circonstances vitales, fortuites ou congénitales ou idiosyncrasiques, etc., ne peuvent-elles pas la fausser ?*

Les explications mécaniques des phénomènes intellectuels, moraux et affectifs sont-elles plus faciles ? je crois inutile de répondre à cette question.

Haller, Buffon, Cabanis, Bichat-Frédéric, Bérard, Foderé, etc. etc., se sont prononcés contre l'introduction du calcul mathématique en biologie, parce que les phénomènes des corps vivants dépendent de tant de ressorts inconnus, de tant de circonstances fortuites et imprévues, qu'ils ne peuvent être soumis raisonnablement à la loi de ce calcul. Pourquoi l'autorité de M. Cl. Bernard suffirait-elle pour infirmer l'opinion de tant d'hommes justement célèbres ?

Avant de quitter le *problème de la physiologie* générale, j'en extrairai encore un passage que je regarde comme tout-à-fait décisif. Ce passage, que je vous engage beaucoup à méditer, Messieurs et chers collègues, le voici :

« *L'évolution d'un être nouveau ainsi que sa nutrition sont de véritables créations organiques qui s'accomplissent sous nos yeux et ne peuvent s'appliquer qu'à l'arrangement moléculaire, matériel, spécial, qui caractérise la matière organisée, car les corps chimiques élémentaires qui composent la matière organisée,*

*sont absolument les mêmes que ceux qui forment la matière
inorganique.*

« Au point de vue chimique, la création (lisez, s'il vous plaît,
la génération spontanée) de la matière vivante, ne serait donc
encore ici que le reflet des combinaisons minérales sans nombre qui ont lieu dans le monde cosmique, par suite d'arrange-
ments moléculaires nouveaux, et de mutations chimiques
particulières qui s'opèrent incessamment autour de nous. »

« Les anciens vitalistes, etc., admettaient qu'un principe
de vie, principe créateur et générateur, se trouvait en lutte
continuelle avec les forces physico-chimiques extérieures qui
détruisent l'organisme. Mais si ces forces sont des causes de
mort et de désorganisation, cela ne veut pas dire qu'il y ait
incompatibilité entre les phénomènes de la vie et ceux de la
physico-chimie, il y a au contraire harmonie complète, néces-
saire (tâchez de comprendre cela, Messieurs et chers collègues),
*car les causes qui détruisent la matière organisée sont celles qui
la font vivre.* »

Il me paraît évident que ce passage n'est ni le plus clair ni
le plus logique du problème de la physiologie, aussi ne suis-
je nullement surpris que mon savant ami, M. le comte de
Villeneuve, ingénieur en chef, ancien professeur de l'Ecole
des mines de Paris, etc., etc., m'ait écrit, en me rendant cet
ouvrage, que je lui avais donné à lire et à juger : « ce
mémoire, que je vous remercie de m'avoir fait connaître, est
matérialiste, mais avec la circonstance atténuante d'une
grande obscurité et de continuelles contradictions. »

Il m'appartient de vous le rappeler, Messieurs, mon jugement sur le déterminisme, sur le phénoménalisme du Collége
de France, Messieurs et chers collègues, est de très ancienne
date ; je vais à l'instant même vous en fournir la preuve
péremptoire :

Dès 1868, à une époque où il était tout puissant et plein de
ce prestige qui s'attache trop souvent, hélas ! dans notre pays,
aux choses nouvelles, je le mis en cause à la page 169 de mon
livre sur l'athéisme, parce que j'en avais parfaitement saisi la
portée *subversive, anti-sociale et même anti-scientifique.*

A. cette même époque, je fis plus encore ; en envoyant mon ouvrage à M. Duruy, je me permis, non sans une certaine audace, vous l'avouerez, de lui dire dans ma lettre d'envoi : « *que le déterminisme, système décevant et faux par la base, conduisait la science de l'homme à sa perte par le chimisme et le mécanisme ; que c'était précisément ce fait déplorable que j'avais voulu mettre en lumière dans mon travail, où je démontrais aussi que la médecine, sœur cadette de la philosophie, ne pouvait se séparer d'elle sans se suicider, et que des théoriciens étrangers à son génie pouvaient seuls rêver cette séparation.* »

M. Duruy, qui a tant protégé la science moderne, est homme d'esprit avant tout et ami sincère du droit de libre-examen ; il ne se fâcha pas de l'insigne hardiesse d'un pauvre petit professeur d'école préparatoire et me répondit pour me remercier du *zèle avec lequel je me livrais à l'étude des questions scientifiques ;* (ce sont là ses propres expressions) sa lettre se terminant d'ailleurs par les phrases suivantes, que je crois devoir rapporter afin de vous faire mieux apprécier son libéralisme et son impartialité.

« Il semble résulter de votre lettre, me disait-il, qu'en me transmettant l'ouvrage où vous avez mis le fruit de vos recherches et l'exposé de vos convictions, vous pourriez avoir à craindre pour lui les effets d'influences hostiles ou d'opinions préconçues. Votre livre, Monsieur, n'a rien de semblable à redouter ; les déclarations solennelles qui ont fait connaître l'an dernier les vues et les sentiments de l'administration que je dirige, auraient pu vous rassurer à cet égard, mais je suis heureux de vous répondre personnellement dans le même esprit *et de faire à cet important travail l'accueil dû à toute œuvre consciencieuse et sincère, inspirée par l'amour du vrai.* »

La souscription du Ministre à un certain nombre d'exemplaires pour ses bibliothèques, souscription que je n'avais pas sollicitée ni même seulement indiquée, aurait été bien plus éloquente sans doute que ces gracieuses paroles ; mais il estima probablement qu'à l'exemple de notre patrie, j'étais assez riche pour payer ma gloire, et crut devoir s'abstenir ; peut-être aussi les fonds destinés aux encouragements littéraires et scientifiques étaient-ils bas et fallait-il s'imposer des économies dans l'intérêt de la science moderne et de ses admirables découvertes en polyzoïsme, etc.

Le 1ᵉʳ janvier suivant ce fut le tour de l'Académie de médecine : je lui envoyai mon livre enguise d'étrennes du jour de l'an et je lui rappelai carrément, dans la lettre d'envoi, ses devoirs envers la médecine traditionnelle dont elle était en France, lui disais-je, la personnification la plus élevée. J'ajoutais : « que le positivisme, le déterminisme, l'expérimentation sur les animaux vivants, conduisaient l'anthropologie aux abîmes en ressuscitant le chimisme et le mécanisme, systèmes depuis longtemps défunts, qui ne sauraient être appliqués qu'à la nature morte ; que personnellement j'allais leur faire une guerre incessante et que je la priais, sous ce rapport, de prendre date de mon entrée dans une arène où allaient être débattues fatalement les plus graves questions médico-sociales. »

L'Académie dont, dans aucune circonstance de ma vie, je n'avais, par esprit d'indépendance, sollicité les suffrages, à qui j'avais déjà adressé à diverses époques, pendant mes luttes sanitaires, des épîtres du même genre, ne se fâcha pas davantage que M. Duruy et me fit accuser très poliment réception de mon double envoi ; c'était tout ce que j'avais à attendre d'elle dans cette occurrence.

Vous reconnaîtrez volontiers, Messieurs et chers Collègues, que la conduite de M. Duruy, celle de l'Académie forment le plus parfait contraste avec les colères rouges, les sorties inconvenantes, les dénigrements sourds et calomnieux que m'a valu, dans ces derniers temps, ma boutade sur la théophobie. Il y a plus de jésuites (ce mot doit être pris ici dans une mauvaise acception) dans le monde de la science moderne et parmi ses claqueurs que dans tous les couvents réunis de France et de Navarre. Il me serait facile de démontrer cette assertion si j'étais ami du scandale, mais je préfère m'en abstenir. Ainsi que je l'écrivais naguère à M. le Dʳ Amédée Latour, *le déterminisme est bien malade à cette heure*, je ne veux pas troubler ses derniers moments par des personnalités, il doit me suffire de lui rappeler les dogmes de l'existence de

Dieu, de l'immortalité de l'âme, etc. etc., et de lui faire charitablement un peu de morale à leur endroit.

Toutefois, je n'entamerai pas la dernière partie de ce discours sans prendre sur ce système philosophique, considéré comme base de physiologie, les conclusions les plus sévères mais en même temps les plus justes puisqu'elles découlent logiquement de ses principes soumis au creuset de la raison, à celui du sens commun :

Je déclare donc, comme je l'ai déjà fait tant de fois en d'autres occurrences, et avec une conviction profonde :

1° Que le déterminisme, qu'on appelle aussi à Paris le Claudisme, est tout aussi théophobe et matérialiste que le positivisme, pour ne rien dire de plus ; que, comme tel, il est d'autant plus dangereux que, procédant uniquement par la science, il exerce plus de prestige sur le vulgaire des élèves dont il a déjà démoralisé plusieurs générations, fait qui est surtout appréciable en province aux yeux des professeurs des écoles ;

2° Qu'il a des tendances manifestes dans ses écrits comme dans ses discours à la sophistication de l'histoire de la médecine, dans un but qui est facile à saisir ;

3° Que moyennant les sympathies et l'omnipotence ministérielle, il a démoli la grande école de Bichat, si justement célèbre, pour inaugurer à sa place le chaos des systèmes individuels, des doctrines multiples ;

4° Qu'en tant que base physiologique, il n'a pu fonder qu'un phénoménalisme absurde où se trouvent confondus d'une manière inextricable l'abstrait et le concret, mélange illogique, contradictoire, qui prouverait au besoin une fois de plus que la science ne peut divorcer d'une manière absolue avec la métaphysique, le subjectif étant indispensable pour la notion de l'objectif ;

5° Qu'il méconnaît la double nature de l'homme en lui contestant son âme, son moral et qu'il a fait disparaître du dictionnaire de médecine les chapitres obligés de la psychologie normale et anormale, fait constituant en lui même la plus grande énormité qui ait été commise en physiologie et en pathologie depuis les temps les plus reculés ;

6° Qu'il remet en lumière et érige en dogmes toutes les folies épicuriennes, *la création atomistique, le polyzoïsme, la cristallisation anthropique, la génération spontanée, etc., etc ;*

7° *Qu'il professe audacieusement la confusion des trois règnes de la nature, celle des brutes avec l'homme ; celle des forces de la vie universelle avec les affinités moléculaires des minéraux, et avec les forces physiques et chimiques générales, qui, d'après lui, ne seraient pas destructrices, mais bien génératrices et conservatrices des corps vivants ;*

8° Qu'il a adopté l'idée ridicule de Darwin sur la prétendue consanguinité de l'homme avec le singe; idée dont le positivisme lui même ne veut pas et qui ne supporte pas le moindre examen ; (1)

9° Que, contrairement à la raison et à la logique, il enseigne *que les phénomènes intellectuels, moraux et affectifs de l'être humain résultent d'opérations physico-chimiques, ou d'actes purement mécaniques, opinions crassement matérialiste dont l'absurdité est révoltante ;*

10° Que la prétention qu'il a de saisir par le microscope, l'analyse chimique, le calcul mathématique, les vivi-sections, les lois qui fondent et régissent l'anthropologie est illusoire, autant que sa haine du subjectif, de la métaphysique et des enseignements ou raisonnements philosophiques est ridicule et coupable ;

11° Que finalement, par tous ces motifs, par une foule d'autre que le temps ne me permet pas de faire valoir et que j'ai fait établir dans mon livre de l'*Athéisme*, le déterminisme, au point de vue de la physiologie, n'a fait que démolir sans rien reconstituer, à l'exemple de toutes les utopies dont notre siècle

(1) Cette consanguinité a été prise tellement au sérieux chez nos voisins les Anglais, que, pendant leur expédition d'Abyssinie, ils n'osaient pas faire la chasse aux singes. Mais, M. Arthur Mangin, dans son ouvrage intitulé l'*Homme et la bête*, va bien plus loin, car il cherche à réveiller en nous la voix du sang en nous dépeignant la vie sociale des grands singes ou anthropomorphes, et en mettant leur caractère farouche, leur sombre tristesse sur le compte du *déclassement* de ces êtres hybrides, qui ne sont, hélas, ni hommes ni singes, n'ont leur place nulle part et qui ont le sentiment de leur malheureuse destinée. Touchante sollicitude!......

a vu l'application, qu'il est, en conséquence, aussi contraire aux intérêts de l'humanité qu'aux progrès de la science, qui ne peuvent avoir pour source et pour mobile que la connaissance pure et la vérité.

Dans une autre occasion, qui se présentera prochainement, j'ose l'espérer, je compte, Messieurs et chers Collègues, appeler le déterminisme sur un terrain que près de quarante années de pratique dans les hôpitaux civils et militaires sous plusieurs latitudes, m'ont rendu familier, celui de la clinique médicale; la faiblesse, le caractère illogique, contradictoire, inconséquent de ce système ne vous paraîtront pas moins manifestes sur ce terrain que sur celui de la biologie, et vous pourrez ainsi le juger en dernier ressort, sans appel.

TROISIÈME PARTIE.

Parmi les questions incidentes assez nombreuses qu'ont soulevées nos débats sur la science dite moderne, il en est une dont j'ai dû prendre note afin de la relever en temps opportun, à cause de son importance et parce qu'elle constitue une véritable hérésie doctrinale.

Notre distingué collègue, M. le Dr de Capdeville, nous a affirmé, dans son premier discours sur le positivisme, « *que la médecine était une science naturelle qui ne peut, ne doit s'occuper que des faits matériels, et qu'il faut avant tout dégager de tout ce qui s'éloigne de l'interprétation froidement raisonnée de ces faits.* »

Au nom de tous les grands médecins anciens et modernes, dont l'espèce semble perdue à notre triste époque, au nom du génie propre de la médecine, auquel est complètement étrangère la méthode expérimentale, je proteste de toutes mes forces contre cette grave erreur. *La médecine n'est pas une science, elle est un art comme la peinture, la sculpture, la musique, etc.*

Le sujet de cet art, dans lequel l'intuition joue un grand rôle, car on naît médecin comme on naît poète, peintre, militaire, etc.. etc., n'est pas l'homme sain ou physiologique, mais uniquement l'homme malade ; si la biologie nous est indispensable, nous ne saurions lui subordonner aussi étroitement que le voudrait la science moderne, la pathologie et la thérapeutique. Nous savons, d'autre part, que l'être humain n'est ni un caillou, ni une plante, ni même un animal ordinaire, mais seulement lui-même, c'est-à-dire une créature vivante, à part, et qui se sépare de toutes les autres, n'en déplaise à *Darwin*, par sa psychologie, que les déterministes nient et ont chassée de leurs livres, sans réfléchir qu'ils effaçaient du même coup d'éponge les maladies morales ou les psychopathies dont l'existence est pourtant inniable, et qui sont bien plus multipliées qu'on ne l'a cru jusqu'ici.

Or, pour ces maladies comme pour une foule d'autres que je ne saurais rappeler ici, qu'a fait la science où si l'on veut la théorie ; qu'ont fait le scalpel, le microscope, l'analyse chimique, les mathématiques ; N'est-ce pas à l'observation, à l'expérimentation traditionnelles éclairées par l'analyse chimique que nous sommes redevables de nos connaissances pratiques sur elles ?

Lorsqu'on étudie un minéral, une plante, un insecte, faut-il s'occuper, comme nous le faisons au lit du malade, de son caractère, de ses mœurs, de ses passions, de son tempérament, de sa constitution, de son idiosyncratie, de ses vices physiques, etc , etc. ; quel fruit tirera-t-on de l'interprétation froidement raisonnée des phénomènes, et des données positives chez un être aussi difficile à connaître, aussi variable, aussi mobile, dans ses impressions, ses aptitudes et ses dispositions congénitales ou acquises que l'être humain.

Non, Messieurs et chers Collègues, on ne saurait trop le répéter.? la médecine n'est pas une science mais un art, et vous jugerez sans doute, avec moi, qu'en lui donnant pour base les principes erronés du déterminisme, à peine pourrait-on former des vétérinaires et des rebouteurs, mais jamais de véritables médecins dignes de ce nom. Si la théorie d'un même phénomène peut en chimie, en physique, en minéralogie, etc., se contenter d'une unique et invariable explication, en est-il de même en pathologie, en clinique, alors que nous vérifions chaque jour que le même symptôme peut avoir les causes les plus variées, les plus différentes dans leur essence et appeler par suite l'application des moyens thérapeutiques les plus opposés. Qui de nous ne sait, par exemple, qu'il y a délire et délire, diarrhée et diarrhée, douleur et douleur, etc., etc.

« La logique médicale, a dit Frédéric Bérard, n'a pas ce caractère simple et facile de la logique des sciences physiques, qui ne s'écarte pas de beaucoup de la logique la plus vulgaire ; il faut au médecin non seulement l'esprit de détail, mais surtout celui de généralisation, et quiconque ne les possèdera point ne pourra que très rarement apporter dans l'étude de la médecine, une force d'intelligence proportionnée aux opérations qu'elle exige. » (Frédéric Bérard, discours sur le *Génie de la médecine*).

Sydenham, traitant la même question, a été plus loin encore que Frédéric Bérard : « la médecine, dit-il, dans une lettre au Dr Brady, surpasse une capacité ordinaire ; il faut plus de génie pour en saisir l'ensemble que pour tout ce que la philosophie peut enseigner, car les opérations de la nature sur l'observation desquelles seules la vraie pratique est fondée, exigent pour être discernées avec la justesse requise, plus de génie et de pénétration que celle d'aucun autre art fondé sur l'hypothèse la plus probable. »

Du reste, cette manière de voir sur un art dont l'école moderne veut faire une science naturelle dans le genre de la chimie, se retrouve dans tous les traités anciens et modernes émanés des véritables médecins, et Auguste Comte, a qui ce titre a manqué, déclare lui-même, et en propres termes, *que la médecine n'est pas une science, qu'elle ne pourra jamais en avoir les caractères, qu'elle est tout simplement un art.* Comment M. de Capdeville, qui s'est posé dans cette enceinte en défenseur de la science positive, a-t-il pu ignorer cette appréciation de son maître, qui ayant eu le grand tort à mes yeux d'être étranger à la médecine, n'a pu évidemment la puiser, soit dit en passant, que dans les auteurs hippocratiques, qu'il parait avoir eu en grande estime ?

Ici finit, Messieurs et chers collègues, la tâche que je m'étais imposée relativement au phénoménalisme contemporain. Ne trouvez pas mauvais maintenant, qu'à l'exemple de plusieurs des honorables préopinants, je vous fasse, avec la franchise et la loyauté que j'apporte toujours dans ma vie sociale, ma profession de foi medico-philosophique.

Un esprit distingué qui la counaît déjà, M. le Dr Lapeyrère, rédacteur en chef de *la France médicale*, a dit *que ma religion naturelle sentait le fagot.*

A son tour, mon vieil et excellent ami, M. le professeur Villeneuve, s'est inquiété devant vous de cette religion qu'il a comparée *au culte des Peaux-Rouges du Canada pour le Manitou ou le Grand-Esprit.*

Mais le temps des fagots est passé, MM. Lapeyrère et Villeneuve ne sont pas de ceux qui le regrettent, vous ne voudriez pas le voir revenir vous-mêmes. Je vais donc m'expliquer sans détour aujourd'hui, *sur ce que les uns nomment mon cléricalisme, et les autres mon philosophisme hérétique :*

Je sens, Messieurs, que j'ai en moi une âme spirituelle, insenescente, immortelle, et cette âme qui, est moi-même, me crie sans cesse avec opiniâtreté, qu'il existe dans l'Univers un Dieu créateur, conservateur, rémunérateur, de qui tout part, où tout retourne, source éternelle de la vie, de la vérité universelle et absolue, de la morale, de la justice, du droit, de la charité, de la fraternité, etc.

C'est au nom de ce Dieu qui m'a créé libre et conscient dans le bien comme dans le mal, que j'ai écrit, en 1869, avec une grande et sincère conviction, mon travail sur l'*Athéisme du XIXe siècle, que les grands prêtres de la science dite moderne ont dénoncé partout où ils l'ont pu comme une œuvre cléricale, tandis qu'un des plus jeunes cardinaux de la création de Pie IX, le considérait comme une œuvre digne de l'index, double fait dont j'ai dans les mains les preuves écrites.*

Elevé dans la religion catholique, qui est celle de la majorité des Français, je n'ai jamais été le familier des congrégations et des maisons religieuses, je n'ai jamais fait partie d'aucune fabrique paroissiale, ni d'aucune confrérie de pénitents, mais je ne me serais pas gêné pour le faire si cela m'avait plu, parce qu'avant tout je suis le défenseur ardent du libre arbitre, spécialement en matière de conscience, *personne de vous n'ignore d'ailleurs que j'ai soutenu cette thèse en octobre 1870, auprès de MM. Crémieux et Glais-Bizoin, membres de la délégation de Tours, où je m'étais rendu pour mes affaires,* au moment même où de prétendus républicains forçaient les couvents, profanaient les églises et assassinaient, dans nos rues, les gens paisibles au lieu d'aller défendre la patrie expirante.

Je suis profondément convaincu de la nécessité d'une religion ; sans ce frein, sans ce lien, sans l'esprit de famille qui les maintient et les resserre, et qui est presque perdu à cette heure, la civilisation périrait partout et l'humanité naturellement perverse s'engloutirait dans l'abîme sanglant de l'ignorance de la force brutale et des mauvaises passions.

En résumé, Messieurs, ma religion naturelle ou médico-philosophique, la seule que je doive avouer dans cette enceinte, est celle qui inspira le sublime serment d'Hyppocrate, éternelle gloire de la médecine, celle d'Aristote, de Platon, de Cicéron, de Marc-Aurèle, fécondée par l'esprit chrétien, qui domine partout dans le monde civilisé. Cette religion, qui m'a d'ailleurs consolé dans de grandes afflictions et encouragé au milieu des dangers, suffit à mes besoins moraux, à mes aspirations les plus chères et je ne crois pas utile, pour le moment, de la modifier ou de la changer. *Comme philosophe chrétien je peux admettre deux sortes de révélations : la naturelle et la surnaturelle, mais il me paraît qu'en matière de science la première est suffisante.*

Quant à ma foi médicale, si intimément liée avec ma foi philosophique, en voici, en deux mots, la substance :

Je suis de l'école hippocratique universelle ou traditionnelle, psycho-matérialiste ou organo-dynamiste, ou animo-vitaliste, choisissez indifféremment entre ces termes celui qui vous plaît le mieux pour caractériser une doctrine anthropologique, reposant sur le principe de la grande définition de l'être humain par de Bonald.

J'ai pris dans l'Ecole de Paris comme dans celle de Montpellier ce qui a été à ma convenance, mais je n'appartiens exclusivement aujourd'hui ni à l'une ni à l'autre. Toutes les découvertes positives et utiles de la chimiâtrie, de l'histologie , etc., je les ai adoptées avec empressement ; je ne reconnais finalement pour maîtres : *que les médecins dignes de ce nom qui repoussent l'athéisme, admettent l'âme en tant que principe spirituel, enseignent la psychologie humaine comme on le fit dans tous les temps , et ne tentent jamais d'assimiler l'homme, par l'espèce, à un gorille, à une plante ou à un caillou*

Il me reste maintenant à rechercher devant vous, Messieurs et chers Collègues, si nos dogmes peuvent s'accommoder des principes dissolvants de la science dite moderne, ou, en d'autres termes *(risum teneatis)*, si l'athéisme, le matérialisme peuvent s'associer avec la croyance en Dieu, en l'âme humaine, et avec la pratique de la morale éternelle qu'on pourrait tout aussi bien appeler hippocratique. La plupart des jeunes docteurs qui nous arrivent de Paris aiment à soutenir cette thèse et, pour lui donner plus de crédit, ils font valoir *que le plus illustre sans contredit des évêques de France, le Bossuet du XIX° siècle, Monseigneur Dupanloup, en un mot, aurait absous la science moderne de tout reproche d'athéisme ou de matérialisme.*

Longtemps j'avais opposé un démenti formel, mais purement intuitif, à cette étrange assertion ; dans ces derniers temps, et à l'occasion de nos débats, j'ai voulu, comme on dit, en avoir le cœur net ; j'ai donc pris la liberté d'écrire directement à Monseigneur l'évêque d'Orléans, à qui j'avais fait hommage, dans le temps, de mon livre sur l'athéisme, et qui a bien voulu me répondre dans les termes suivants sans même chercher à savoir si j'étais catholique ou protestant :

Champrieu (Rhône), 6 août 1872.

MONSIEUR LE DOCTEUR ,

Je ne puis guère qu'être très-étonné qu'on ait pu m'attribuer cette opinion qu'une science matérialiste et athée puisse être compatible avec la pratique des devoirs religieux. La pratique des devoirs religieux ne va pas sans la foi religieuse ; et la foi religieuse est incompatible avec une science qui conclurait au matérialisme et à l'athéisme. On n'a pas deux consciences :

on n'en a qu'une ; on ne peut faire deux parts de son âme : l'une pour une prétendue science athée, et l'autre pour la foi.

Il se peut, cependant, qu'un homme, plus ou moins instruit, soit matérialiste et athée sans le savoir ; c'est-à-dire mauvais logicien, mauvais philosophe. Hélas! combien de pauvres savants portent aujourd'hui cruellement la peine; comme tant d'autres, d'avoir fait de médiocres études philosophiques. Il se peut qu'ils soutiennent sans mauvaise foi préméditée un système dont ils n'aperçoivent pas les conséquences matérialistes et athées. Dans ce cas, ils sont inconséquents, irréfléchis, illogiques ; mais leurs adversaires n'en ont pas moins le droit de tirer de leur système la conséquence inaperçue par eux, et d'infliger à ce système la flétrissure philosophique qu'il mérite. Mais être à la fois, le sachant, bien religieux et athée, c'est contradictoire.

Tant que les savants se renferment dans les faits certains et l'expérience bien constatée dans le domaine de la science expérimentale proprement dite, oh! qu'ils discutent entr'eux.

La science ne peut que gagner à ces libres controverses, mais à une condition, c'est que la science des faits ne se séparera pas de la lumière des grands principes; au-delà et au-dessus des faits et de l'expérience, il y a la philosophie des choses, il y a les questions d'origine et de fin, la question de cause première et initiale. Cette question là, toutes les fois que les savants la tranchent d'une manière contraire aux vérités certaines de la raison et de la foi, aux enseignements de la religion et de la philosophie, leurs systèmes sont, par cela même, justiciables de la raison et de la foi et condamnés à bon droit par la religion et par la philosophie, car la vérité ne peut jamais être opposée à la vérité.

Il y a deux manières de combattre un système scientifique énoncé : d'abord sur le terrain de la science elle-même, en opposant les faits aux faits, les expériences aux expériences. Puis, sur le terrain de la philosophie ou de la religion, en démontrant que le système implique une conséquence contraire à la raison ou à la foi; ceci est l'affaire du philosophe ou du théologien, et aussi du savant, s'il est théologien ou philosophe.

Le mieux serait assurément qu'on puisse être tout ensemble savant et philosophe, philosophe chrétien et savant. On conclurait certainement, alors, à une magnifique harmonie des sciences, de la raison et de la foi. Mais quand on veut opposer les sciences soit à la philosophie, soit à la foi, on s'égare et on fausse, on rabaisse la science.

Veuillez, etc.

† FÉLIX, *évêque d'Orléans.*

Il me semble, Messieurs et chers Confrères, que cette lettre ne permet plus de croire à aucun accord possible entre les principes du déterminisme et du positivisme, je ne dirai pas seulement avec la révélation surnaturelle, mais aussi avec la théodicée, la psychologie et la morale universelle, qui découlent de la révélation par la création, toutes choses dont l'illustre évêque semble avoir toujours eu à cœur de recommander de respecter les enseignements, dans ses nombreux écrits scientifiques. Vous connaissez sans doute *l'Athéisme et le péril social*, toutes les publications du même genre, qui sont sorties de sa plume énergique et savante, et vous avez dû constater avec quel soin il sait se maintenir sur le terrain purement philosophique toutes les fois qu'il fait de la science ou qu'il s'adresse aux hommes qui la cultivent spécialement.

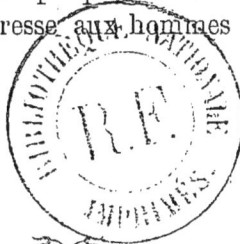